Guía de ayuno intermitente

Ayuno intermitente. Una guía saludable y efectiva para perder grasa con el ayuno intermitente

Además, la información contenida en las páginas siguientes tiene únicamente fines informativos, por lo que debe considerarse universal. Como corresponde a su naturaleza, se presenta sin garantía de su validez prolongada ni de su calidad provisional. Las marcas comerciales que se mencionan se hacen sin el consentimiento por escrito y no pueden considerarse en modo alguno como un respaldo del titular de la marca.

Índice de contenidos

DESAYUNO

Frittata clásica de Spanakopita

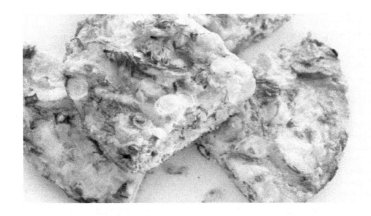

Tiempo de preparación: 10 minutos

Tiempo de cocción: 3-4 horas

Porciones: 8

Ingredientes:

- 12 huevos batidos
- ½ taza de queso feta
- taza de nata líquida
- tazas de espinacas picadas
- cucharaditas de ajo picado
- Del armario:
- 1 cucharada de aceite de oliva virgen extra

Direcciones:

1. Engrasar el fondo de la olla de cocción lenta, poner con el aceite de oliva ligeramente.
2. Mezcle los huevos batidos, el queso feta, la crema de leche, las espinacas y el ajo hasta que estén bien combinados.
3. Vierte lentamente la mezcla en la olla de cocción lenta. Cocinar tapado en LOW durante 3 a 4 horas, o hasta que un cuchillo insertado en el centro salga limpio.
4. Sacar de la olla de cocción lenta y enfriar durante unos 3 minutos antes de cortar.

Nutrición: Calorías: 254 Grasas: 22,3g Proteínas: 11,1g Carbohidratos netos: 2,1g Fibra: 0g Colesterol: 364mg

Pimientos rellenos de salchicha

Tiempo de preparación: 15 minutos

Tiempo de cocción: 4-5 horas

Porciones: 4

Ingredientes:

- taza de salchicha de desayuno, desmenuzada
- 4 pimientos morrones, sin semillas y con la parte superior cortada
- ½ taza de leche de coco
- 6 huevos
- 1 taza de queso cheddar rallado
- Del armario:
- 1 cucharada de aceite de oliva virgen extra
- ½ cucharadita de pimienta negra recién molida

Direcciones:

1. Añada la leche de coco, los huevos y la pimienta negra en un bol mediano, batiendo hasta que esté suave. Reservar.
2. Forre su olla de cocción lenta con papel de aluminio. Engrasa el papel de aluminio con 1 cucharada de aceite de oliva.
3. Rellena uniformemente cuatro pimientos con la salchicha desmenuzada y vierte la mezcla de huevo en los pimientos.

4. Coloca los pimientos rellenos en la olla de cocción lenta. Espolvorea el queso por encima.

5. Cocinar tapado en LOW durante 4 a 0 5 horas, o hasta que los pimientos estén dorados y los huevos estén completamente cuajados.

6. Dividir en 4 platos y servir caliente.

Nutrición: Calorías: 459 Grasas: 36,3g Proteínas: 25,2g Carbohidratos netos: 7,9g Fibra: 3g Colesterol: 376mg

Tacos Intermitentes con Guacamole y Tocino

Tiempo de preparación: 5 minutos

Tiempo de cocción: 10 minutos

Raciones: 2

Ingredientes:

- 1/4 de taza de lechuga romana ecológica (picada)
- 3 cucharadas de boniatos ecológicos (cortados en dados y cocidos)
- cucharada de aceite Brain Octane
- 1 cucharada de ghee (alimentado con hierba)
- huevos en piezas (criados en pastos)
- 1 trozo de aguacate mediano (ecológico)
- rebanadas de tocino de pastoreo (cocido)
- 1/4 de cucharadita de sal rosa del Himalaya
- microcilantro ecológico (para decorar)

Direcciones:

1. En una sartén a fuego medio, calentar el ghee.
2. Coge un huevo. Rompe el huevo en el centro de la sartén. Pincha la yema del huevo.
3. Deje que el huevo se cocine hasta que esté sólido durante unos 2 minutos por cada lado. Pasar el huevo cocido a un plato forrado con papel de cocina para que absorba el exceso de aceite.

4. Cocinar el otro huevo de forma similar. Los 2 huevos cocidos servirán como carcasas para los tacos.

5. En un recipiente para mezclar, ponga el aguacate, la sal rosa y el aceite de octano. Triturar el aguacate y mezclar bien.

6. Dividir la mezcla de aguacate en 2 porciones. Extiende cada mezcla de aguacate en cada taco de huevo.

7. Coloca la lechuga romana encima de cada taco.

8. Poner una rebanada de tocino en cada taco. Cubre cada taco con las batatas cocidas.

9. Adorna los tacos con micro cilantro y espolvorea un poco de sal rosa para darle más sabor.

10. Dobla cada taco por la mitad. Servir.

Nutrición: Calorías: 387 Carbohidratos: 9 g Grasas: 35 g Proteínas: 11 g Fibra: 5 g

Tortitas de calabacín

Tiempo de preparación: 5 minutos

Tiempo de cocción: 10 minutos

Porciones: 3

Ingredientes:

- 1,5 oz. de calabacín
- ½ taza de harina de almendra
- 2 cucharadas de harina de coco
- oz. de leche entera
- huevos
- ½ cucharadita de levadura en polvo
- 1 cucharadita de canela
- 1 cucharada de mantequilla ghee
- Sal y eritritol al gusto

Direcciones:

1. Rallar los calabacines, sazonar con sal y ponerlos en un colador para escurrirlos
2. Poner en la batidora, añadir los demás ingredientes y pulsar bien
3. Calentar y derretir la mantequilla en una sartén a fuego medio
4. Formar las tortitas y ponerlas en la sartén
5. Cerrar la tapa y cocinar 3 minutos por cada lado

Nutrición: Carbohidratos: 0 7 g Grasas: 7 g Proteínas: 7 5 g Calorías: 130

Tortilla de camarones

Tiempo de preparación: 5 minutos

Tiempo de cocción: 15 minutos

Porciones: 4

Ingredientes:

- 10 onzas de camarones hervidos
- 12 huevos
- 4 cucharadas de mantequilla ghee
- 4 dientes de ajo
- taza de mayonesa intermitente
- pimientos rojos frescos
- cucharada de aceite de oliva
- 1 cucharadita de comino en polvo

Direcciones:

1. Picar los dientes de ajo y la guindilla
2. En un recipiente, mezcle los camarones con la mayonesa, el aceite de oliva, el chile picado, el comino, el ajo picado, la sal y la pimienta. Déjelo reposar un rato.
3. En el otro bol, bate los huevos y añade sal y pimienta
4. Calentar la mantequilla ghee en la sartén, añadir los huevos y la mezcla de gambas
5. Cocinar durante 5-6 minutos, servir caliente

Nutrición: Carbohidratos: 4 g Grasa: 82 g Proteína: 27 g Calorías: 855

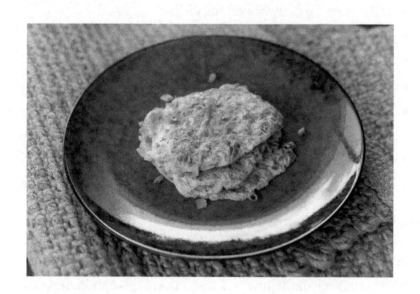

Empanadas de coliflor

Tiempo de preparación: 11 minutos

Tiempo de cocción: 15 minutos

Raciones: 2

Ingredientes:

- 10 oz. de coliflor
- cucharada de levadura
- 2/3 de taza de harina de almendra
- ½ cucharadita de comino en polvo
- ½ cucharadita de pimentón
- huevos
- cucharada de mantequilla ghee
- Sal y pimienta al gusto

Direcciones:

1. Dividir la coliflor en ramilletes, ponerlos en una olla y hervir durante 8-10 min.
2. Retirar a un plato y dejar reposar durante 3-4 minutos
3. Mientras tanto, en un bol, combine los huevos, el pimentón, el comino, la levadura, la pimienta, la sal
4. Poner la coliflor en una batidora y pulsar hasta que quede uniforme
5. Añadir la coliflor al bol con los demás ingredientes mezclados, mezclar bien y formar las hamburguesas

6. Caliente la mantequilla ghee en una sartén a fuego medio, cocine las hamburguesas durante 3-5 minutos por lado

Nutrición: Carbohidratos: 5 g Grasa: 23 g Proteína: 6 g Calorías: 235

Sándwich de espinacas

Tiempo de preparación: 7 minutos

Tiempo de cocción: 8 minutos

Porciones: 1

Ingredientes:

- ½ aguacate
- 2 oz. de espinacas
- oz. de queso cheddar
- 1 cucharada de aceite de coco
- tomates cherry
- Sal y pimienta al gusto

Direcciones:

1. Picar las espinacas; colocarlas en un plato pequeño. Haga una chuleta redonda con ella
2. Rallar el queso, cortar el aguacate en rodajas y los tomates en mitades
3. Rocía el aceite sobre las hojas, coloca el queso cheddar rallado, el aguacate y el tomate encima. Condimentar con sal y pimienta

Nutrición: Carbohidratos: 4 g Grasa: 43 g Proteína: 4 g Calorías: 419 kcal

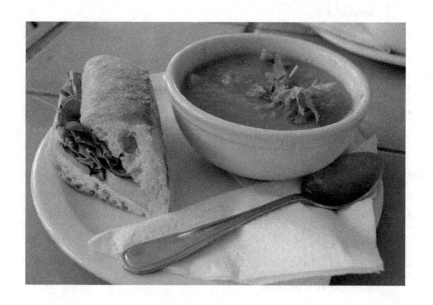

Huevos fritos con bacon

Tiempo de preparación: 5 minutos

Tiempo de cocción: 10 minutos

Porciones: 4

Ingredientes:

- 8 huevos medianos
- 5 oz. de tocino
- 2 tomates medianos
- cucharadita de perejil picado
- 1 cucharada de mantequilla ghee
- Sal al gusto

Direcciones:

1. Calentar la mantequilla ghee en una sartén a fuego medio-alto
2. Corta el bacon en rodajas y fríelo hasta que esté crujiente durante 3-4 minutos, luego resérvalo en una toalla de papel
3. Mientras tanto, cortar los tomates en cubos pequeños
4. Rompa los huevos en la misma sartén, añada los tomates, sazone con sal y cocine hasta el punto deseado
5. Cubrir con el tocino y el perejil. Servir caliente

Nutrición: Carbohidratos: 1 g Grasa: 22 g Proteína: 15 g Calorías: 273

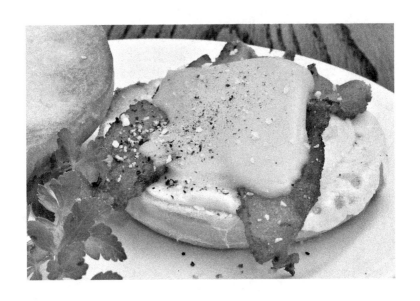

RECETAS DE ALMUERZO

Pizzaiola de pollo

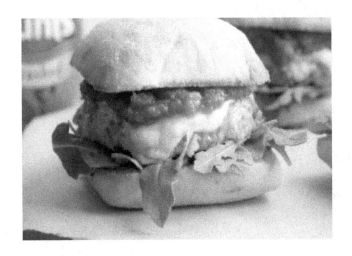

Tiempo de preparación: 10 minutos

Tiempo de cocción: 20 minutos

Porciones: 3

Ingredientes:

- 3 pechugas de pollo

- 1 bandeja con jamón

- 1 taza de salsa para pasta

- 1 y ½ tazas de queso rallado

- 1 pizca de sal y pimienta

- 2 cucharadas de aceite de oliva

Direcciones:

1. Precalentar el horno a 290 °F

2. Coloque las 3 pechugas de pollo en una hoja de papel pergamino directamente en la placa de su horno.

3. Corta las pechugas parcialmente y adórnalas con la salsa, el jamón y el queso.

4. Cubrir con queso rallado, salpimentar y rociar con aceite.

5. Hornear en un horno caliente durante 20 minutos

6. Una vez listo, dividir las 2 pechugas de pollo entre tres recipientes

7. Sellar muy bien los envases y guardarlos en la nevera durante 3 días

Nutrición: Calorías: 453 Grasas: 34,8 g Carbohidratos: 8,9 g Proteínas 26g Azúcar: 1,5 g

Stroganoff de ternera con fideos proteicos

Tiempo de preparación: 14 minutos

Tiempo de cocción: 29 min

Porciones: 1

Ingredientes:

- 2 oz. de pasta Farfalle proteica Barilla
- ½ taza de champiñones frescos cortados en rodajas
- 2 cucharadas de cebolla picada
- 1 cucharada de mantequilla
- una pizca de pimienta negra
- 6 oz. de filete, cortado en rodajas finas
- 1 cucharada de pasta de tomate
- ¼ cucharadita de mostaza de Dijon
- ½ taza de caldo de carne
- ½ envase pequeño de yogur griego natural

Direcciones:

1. Cocer la pasta en agua.
2. Poner la mantequilla en una sartén de teflón.

3. A continuación, añada las cebollas y los champiñones, cocine hasta que las cebollas estén brillantes y el agua haya desaparecido.

4. Añade la carne y dórala bien.

5. Incorpore el resto de los ingredientes, excepto la pasta y el yogur.

6. Cocine esto hasta que la carne esté hecha, aproximadamente 9 minutos.

7. Escurrir la pasta.

8. Si la salsa queda demasiado fina, añada 1 cucharadita de harina de lino baja en carbohidratos y hiérvala para que espese.

9. Vuelve a bajar el fuego. A continuación, añada el yogur a la salsa.

10. Servir el stroganoff sobre la pasta.

Nutrición: Calorías: 559 Grasas totales: 23g; Proteínas: 55g Carbohidratos totales: 4g Fibra dietética: 13g Azúcar: 2g Sodio: 957mg

Tostadas de carne

Tiempo de preparación: 4 minutos

Tiempo de cocción: 9 minutos

Raciones: 2

Ingredientes:

- ¼ de libra de solomillo molido

- ¼ de taza de cebollas picadas

- 1 cucharadita de ajo picado

- 1 cucharada de aceite de oliva

- ½ taza de pimientos verdes, rojos y amarillos picados

- ½ taza de queso cheddar, suave o fuerte, rallado a mano

- 2 tortillas bajas en carbohidratos de Tortilla Factory

- 2 cucharadas de mantequilla

- 1 taza de yogur griego natural

- 2 cucharadas de salsa verde

Direcciones:

1. Dorar las tortillas en la mantequilla. Colocar en un plato caliente.

2. Cocinar el solomillo, las cebollas, los ajos y los pimientos en el aceite de oliva.

3. Colocar en las tortillas.

4. Cubrir con el queso.

5. Añadir el yogur griego.

6. Rociar con la salsa.

Nutrición: Calorías: 735 Grasas totales: 48g Proteínas: 66g Carbohidratos totales: 18g Fibra dietética: 8g Azúcar: 0g Sodio: 708mg

Cena alemana de Bratwurst

Tiempo de preparación: 4 minutos

Tiempo de cocción: 19 minutos

Porciones:

Ingredientes:

- 1 salchicha Bratwurst

- ½ taza de cebolla en rodajas

- ½ taza de chucrut, esto incluye el líquido

- 1 cucharadita de aceite de oliva

- Espolvorear pimienta negra

Direcciones:

1. Cocinar la salchicha y la cebolla en el aceite de oliva, en una sartén recubierta.

2. Retire el bratwurst a un plato.

3. Poner el chucrut en la sartén y cocinar 3 min.

4. Añade de nuevo la salchicha y la cebolla para que se calienten y se mezclen los sabores.

5. Espolvorear con pimienta negra y servir.

Nutrición: Calorías: 332 Grasas totales: 26g Proteínas: 15g Carbohidratos totales: 8g Fibra dietética: 9g Azúcar: 4g Sodio: 1188mg

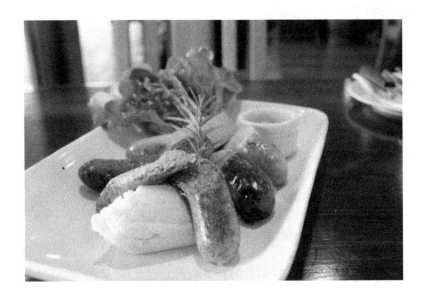

Pescado ennegrecido al cajún con ensalada de coliflor

Tiempo de preparación: 9 minutos

Tiempo de cocción: 9 minutos

Porciones: 1

Ingredientes:

- 1 taza de coliflor picada
- 1 cucharadita de copos de pimienta roja
- 1 cucharada de condimentos italianos
- 1 cucharada de ajo picado
- 6 oz. de tilapia
- 1 taza de pepino inglés, picado con cáscara
- 2 cucharadas de aceite de oliva
- 1 ramita de eneldo picado
- 1 paquete de edulcorante
- 3 cucharadas de zumo de lima
- 2 cucharadas de condimento cajún ennegrecido

Direcciones:

1. Mezcle los condimentos, excepto el condimento cajún ennegrecido, en un bol.

2. Añadir 1 cucharada de aceite de oliva.

3. Emulsionar o batir.

4. Vierta el aderezo sobre la coliflor y el pepino.

5. Unte el pescado con el aceite de oliva por ambos lados.

6. Vierta la otra 1 T de aceite en una sartén recubierta.

7. Presione el condimento cajún en ambos lados del pescado.

8. Cocinar el pescado en el aceite de oliva 3 minutos por lado.

9. Emplatar y servir.

Nutrición: Calorías: 530 Grasas totales: 33,5g Proteínas: 32g Carbohidratos totales: 5,5g Fibra dietética: 4g Azúcar: 3g Sodio: 80mg

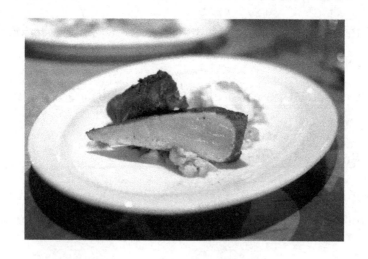

Pollo a la parmesana sobre pasta proteica

Tiempo de preparación: 9 minutos

Tiempo de cocción: 14 minutos

Raciones: 2

Ingredientes:

- 1 pizca de pimienta negra

- ½ cucharadita de mezcla de especias italianas

- 8 oz. Espaguetis Protein Plus

- ½ parmesano rallado a mano

- 1 calabacín en dados

- 1 ½ tazas de salsa marinara, de cualquier marca

- 24 oz. de chuletas de pollo finas deshuesadas

- 2 cucharadas de aceite de oliva

- ½ taza de queso mozzarella rallado

- Agua, para hervir la pasta

Direcciones:

1. Hervir la pasta con los calabacines en el agua.

2. Mezclar las especias italianas y ¼ de taza de queso parmesano y colocar en un plato llano.

3. Unte los trozos de pollo con aceite de oliva y presione sobre las especias y el queso para cubrirlos.

4. Poner en la sartén con el aceite y cocinar hasta que esté hecho.

5. Añada la salsa marinara a la sartén para calentarla, cubra el pollo si lo desea.

6. Escurrir la pasta y los calabacines y colocarlos en los platos.

7. Cubra el pollo con la mozzarella y el resto del queso parmesano.

8. Colocar la salsa, el pollo y el queso sobre los espaguetis y servir.

Nutrición: Calorías: 372 Grasas totales: 18g Proteínas: 56g Carbohidratos totales: 7g Fibra dietética: 2g Azúcar: 6g Sodio: 1335mg

Pollo Chow Mein Stir Fry

Tiempo de preparación: 9 minutos

Tiempo de cocción: 14 minutos

Porciones: 4

Ingredientes:

- 1/2 taza de cebolla en rodajas

- 2 cucharadas de aceite con sabor a sésamo y ajo

- 4 tazas de Bok-Choy rallado

- 1 cucharada de guisantes de azúcar

- 1 taza de brotes de soja frescos

- 3 tallos de apio picados

- 1 1/2 cucharadita de ajo picado

- 1 paquete de Splenda

- 1 taza de caldo de pollo

- 2 cucharadas de salsa de soja

- 1 cucharada de jengibre recién picado

- 1 cucharadita de almidón de maíz

- 4 pechugas de pollo deshuesadas, cocidas y cortadas en rodajas finas

Direcciones:

1. Ponga el bok-choy, los guisantes y el apio en una sartén con 1 cucharada de aceite de ajo.

2. Saltear hasta que el bok-choy se ablande a gusto.

3. Añadir el resto de los ingredientes, excepto la maicena.

4. Si es demasiado delgada, revuelva la maicena en ½ taza de agua fría. Cuando esté suave vierta en la sartén.

5. Llevar la maicena y el chow mein a ebullición durante un minuto. Apague la fuente de calor.

6. Remueva la salsa y espere 4 minutos para servir, después de que el chow mein haya espesado.

Nutrición: Calorías: 368 Grasas totales: 18g Proteínas: 42g Carbohidratos totales: 12g Fibra dietética: 16g Azúcar: 6g Sodio: 746mg

Cazuela de pollo de colores

Tiempo de preparación: 14 minutos

Tiempo de cocción: 14 minutos

Porciones: 6

Ingredientes:

- 1 taza de caldo de pollo

- 3 tazas de pollo cocido, cortado en dados

- 4 tazas de brócoli picado

- 1 taza de pimientos de colores variados, picados

- 1 taza de nata

- 4 cucharadas de jerez

- ¼ de taza de queso parmesano rallado a mano

- 1 lata pequeña de aceitunas negras, en rodajas, escurridas

- 2 tortillas integrales bajas en carbohidratos Tortilla Factory

- ½ taza de mozzarella rallada a mano

Direcciones:

1. Ponga el brócoli y el caldo de pollo en una sartén.

2. Tapar, llevar a ebullición y cocinar al vapor hasta que esté crujiente. (4 min)

3. Añade los pimientos, cuécelos al vapor durante un minuto si no los quieres crujientes.

4. Añadir el pollo y remover para calentar.

5. Combine el jerez, la crema, el parmesano y las aceitunas.

6. Romper las tortillas en trozos del tamaño de un bocado.

7. Incorporar el pollo y el brócoli.

8. Vierta la salsa de crema sobre el pollo, revuelva.

9. Cubrir con mozzarella rallada a mano.

10. Asar en el horno hasta que el queso se derrita y se dore.

Nutrición: Calorías: 412 Grasas totales: 30g Proteínas: 29 Carbohidratos totales: 10g Fibra dietética: 9g Azúcar: 1g Sodio: 712mg

Cazuela de Pollo Relleno

Tiempo de preparación: 19 minutos

Tiempo de cocción: 29 minutos

Porciones: 6

Ingredientes:

- 6 tortillas integrales bajas en carbohidratos Tortilla Factory, cortadas en trozos pequeños

- 1 ½ tazas de queso rallado a mano, mexicano

- 1 huevo batido

- 1 taza de leche

- 2 tazas de pollo cocido, desmenuzado

- 1 lata de Ro-tel

- ½ taza de salsa verde

Direcciones:

1. Engrasar una fuente de vidrio para hornear de 8 x 8

2. Calentar el horno a 375 grados

3. Combine todo junto, pero reserve ½ taza del queso

4. Hornéalo durante 29 minutos

5. Sacar del horno y añadir ½ taza de queso

6. Asar durante unos 2 minutos para derretir el queso

Nutrición: Calorías: 265 Grasas totales: 16g Proteínas: 20g Carbohidratos totales: 18g Fibra dietética: 10g Azúcar: 0g Sodio: 708mg

Pollo italiano con espárragos y corazones de alcachofa

Tiempo de preparación: 9 minutos

Tiempo de cocción: 40 minutos

Porciones: 1

Ingredientes:

- 1 lata de espárragos largos, escurridos

- 1 taza de pimientos rojos asados, escurridos

- 1 taza de corazones de alcachofa, escurridos

- 6 oz. de pechuga de pollo deshuesada, machacada o cortada en rodajas finas

- 2 cucharadas de queso parmesano

- 1 cucharada de Bisquick

- ½ cucharadita de orégano

- ½ cucharadita de ajo en polvo

- ½ taza de champiñones frescos cortados en rodajas

- 2 cucharadas de vinagre de vino tinto

- 2 cucharadas de mantequilla

- 3 cucharadas de aceite de oliva

Direcciones:

1. Coloque en un recipiente pequeño de la batidora (o bol) el orégano, el ajo en polvo, el vinagre y 1 cucharada de aceite. Coloque a un lado.

2. Combine el Bisquick y el queso parmesano.

3. Pase el pollo por la mezcla de Bisquick y parmesano.

4. Calentar la mantequilla en una sartén.

5. Dorar el pollo por ambos lados y cocinar hasta que esté hecho, aproximadamente 4 minutos.

6. Emulsiona o bate rápidamente los ingredientes húmedos que has dejado a un lado. Este es su aderezo.

7. Colocar el pollo en el plato.

8. Rodea con las verduras y rocíalas con el aderezo.

Nutrición: Calorías: 435 Grasas totales: 18g Proteínas: 38g Carbohidratos totales: 16g Fibra dietética: 7g Azúcar: 1g Sodio: 860mg

GUARNICIONES

Delicias de coles de Bruselas

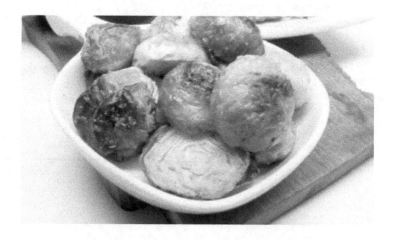

Tiempo de preparación: 10 minutos

Tiempo de cocción: 8 minutos

Porciones: 4

Ingredientes:

- 2 cucharadas de aceite de oliva
- 2 dientes de ajo picados
- 2 cucharadas de aminos de coco
- y ½ libras de coles de Bruselas, cortadas por la mitad
- onzas de agua
- y ½ cucharadita de pimienta blanca

Direcciones:

1. Ponga el aceite en su olla instantánea, añada el ajo, las coles de Bruselas, los aminos, el agua y la pimienta blanca, remueva, tape y cocine en Alto durante 8 minutos.
2. Repartir en los platos y servir como guarnición.
3. Que lo disfrutes.

Nutrición: Calorías 162, grasas 2, fibra 1, carbohidratos 2, proteínas 5

Boniatos especiales

Tiempo de preparación: 10 minutos

Tiempo de cocción: 10 minutos

Porciones: 8

Ingredientes:

- taza de agua
- cucharada de cáscara de limón, rallada
- cucharadas de estevia
- Una pizca de sal marina
- boniatos, pelados y cortados en rodajas
- ¼ de taza de ghee
- ¼ de taza de jarabe de arce
- taza de pacanas, picadas
- cucharada de polvo de arrurruz
- Nueces enteras para decorar

Direcciones:

1. Vierta el agua en su olla instantánea, añada la cáscara de limón, la stevia, los boniatos y la sal, remueva, tape, cocine en Alto durante 10 minutos y páselos a un plato.
2. Ponga su olla instantánea en el modo Sauté, añada el ghee y caliéntelo
3. Añadir las pacanas, el jarabe de arce y el polvo de arrurruz, remover muy bien y cocinar durante 1 minuto,

4. Repartir los boniatos en los platos, rociar la salsa de nueces por encima, cubrir con nueces enteras y servir.
5. Que lo disfrutes.

Nutrición: Calorías 162, grasas 2, fibra 1, carbohidratos 5, proteínas 6

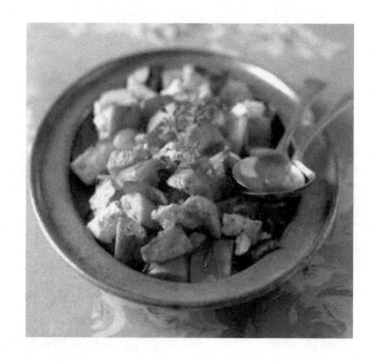

RECETAS DE CARNE

Champiñones Portobello con Salchicha y Queso

Tiempo de preparación: 10 minutos

Tiempo de cocción: 20 minutos

Raciones: 2

Ingredientes:

- 2 tapas de champiñones Portobello
- 2 oz de salchicha
- cucharada de mantequilla derretida, sin sal
- cucharada de queso parmesano rallado
- 1/8 cucharadita de ajo en polvo
- 1/8 cucharadita de chile rojo en polvo
- ¼ de cucharadita de sal
- cucharadita de aceite de aguacate

Direcciones:

1. Encienda el horno, póngalo a 425 grados F y déjelo precalentar.
2. Mientras tanto, retire los tallos de los sombreros de los champiñones, córtelos en trozos y luego úntelos con mantequilla por dentro.

3. Tome una sartén, póngala a fuego medio, añada aceite y cuando esté caliente, añada la salchicha, desmenúcela, espolvoréela con ajo en polvo y luego cocínela durante 5 minutos hasta que esté cocida.

4. Incorporar los tallos de los champiñones, sazonar con sal y pimienta negra, continuar la cocción durante 3 minutos hasta que estén cocidos y retirar la sartén del fuego.

5. Distribuya la mezcla de salchichas y champiñones en los sombreros de los champiñones, espolvoree el queso y el chile rojo en polvo por encima y luego hornee de 10 a 12 minutos hasta que los sombreros de los champiñones estén tiernos y cocidos. Sirva.

Nutrición: 310 calorías; 26 g de grasas; 10,7 g de proteínas; 6,6 g de carbohidratos netos; 1,1 g de fibra;

Arroz con salchichas y coliflor

Tiempo de preparación: 5 minutos

Tiempo de cocción: 15 minutos;

Raciones: 2

Ingredientes:

- 7 oz de coliflor rallada
- 3 oz de salchicha
- cebolla verde, cortada en rodajas
- ½ cucharadita de ajo en polvo
- cucharada de aceite de aguacate
- 1/3 de cucharadita de sal
- ¼ de cucharadita de pimienta negra molida
- 6 cucharadas de agua

Direcciones:

1. Tome una sartén mediana, póngala a fuego medio, añada 1 cucharada de aceite y cuando esté caliente, añada la salchicha y cocínela durante 4 o 5 minutos hasta que esté bien dorada.
2. Cambie el fuego a nivel medio-bajo, vierta 4 cucharadas de agua y luego cocine a fuego lento durante 5 a 7 minutos hasta que la salchicha esté bien cocida.
3. Transfiera la salchicha a un recipiente, limpie la sartén y vuelva a ponerla a fuego medio, añada el aceite y, cuando esté caliente, agregue el arroz de coliflor y la

cebolla verde, espolvoree con ajo en polvo, sal y pimienta negra.

4. Remover hasta que se mezclen, rociar con 2 cucharadas de agua y cocinar durante 5 minutos hasta que se ablanden.

5. Añadir la salchicha, remover hasta que se mezcle, cocinar durante 1 minuto hasta que esté caliente y servir.

Nutrición: 333 calorías; 31,3 g de grasas; 9,1 g de proteínas; 0,8 g de carbohidratos netos; 2,5 g de fibra;

Huevo y salchicha con queso al horno

Tiempo de preparación: 5 minutos

Tiempo de cocción: 18 minutos

Raciones: 2

Ingredientes:

- 4 oz de salchicha
- huevo
- cucharada de queso cheddar rallado
- ½ cucharada de queso mozzarella rallado
- ½ cucharada de queso parmesano rallado
- ¼ de cucharadita de sal
- 1/8 cucharadita de pimienta negra molida
- cucharadita de aceite de aguacate

Direcciones:

1. Encienda el horno, póngalo a 375 grados F y déjelo precalentar.
2. Mientras tanto, tome una sartén mediana, póngala a fuego medio, añada aceite y cuando esté caliente, añada la salchicha y cocínela durante 5 minutos hasta que esté cocida.
3. Mientras tanto, rompa el huevo en un bol mediano, añada la sal, la pimienta negra y los quesos, reservando 1 cucharada de queso cheddar, y bata hasta que se mezclen.

4. Cuando la salchicha esté cocida, pásela al bol que contiene la masa de huevo y remuévala hasta que se combine.

5. Tome un molde para hornear, engráselo con aceite, vierta la mezcla de salchichas, espolvoree el queso cheddar restante en la parte superior y luego hornee de 10 a 12 minutos hasta que esté cocido.

6. Cuando esté hecho, deje que la salchicha se enfríe durante 5 minutos, luego córtela en cuadrados y sírvala.

Nutrición: 439 calorías; 38,9 g de grasas; 19,7 g de proteínas; 2,2 g de carbohidratos netos; 0 g de fibra;

AVES DE CORRAL

Pollo con chile y limón con ensalada de col

Tiempo de preparación: 35 minutos

Tiempo de cocción: 8 minutos

Raciones: 2

Ingredientes:

- muslo de pollo deshuesado
- oz de ensalada de col
- ¼ cucharadita de ajo picado
- ¾ de cucharada de vinagre de sidra de manzana
- ½ lima, exprimida y sin cáscara
- Sazonar:
- ¼ cucharadita de pimentón
- ¼ de cucharadita de sal
- cucharada de aceite de aguacate
- cucharada de mantequilla sin sal

Direcciones:

1. Prepara la marinada y para ello, coge un bol mediano, añade el vinagre, el aceite, el ajo, el pimentón, la sal, el zumo de lima y la ralladura y remueve hasta que esté bien mezclado.

2. Corta los muslos de pollo en trozos del tamaño de un bocado, mézclalos hasta que estén bien mezclados y ponlos a marinar en la nevera durante 30 minutos.

3. A continuación, tome una sartén, colóquela a fuego medio-alto, añada la mantequilla y los trozos de pollo marinados y cocínelos durante 8 minutos hasta que estén dorados y bien cocidos.

4. Servir el pollo con ensalada de col.

Nutrición: 157,3 calorías; 12,8 g de grasas; 9 g de proteínas; 1 g de carbohidratos netos; 0,5 g de fibra;

Muslos de pollo con ajo y lima

Tiempo de preparación: 35 minutos

Tiempo de cocción: 15 minutos

Raciones: 2

Ingredientes:

- 2 muslos de pollo deshuesados, sin piel
- ¾ cucharadita de ajo en polvo
- ½ cucharadita de condimento multiuso
- ½ de lima, exprimida, sin cáscara
- ½ cucharada de aceite de aguacate

Direcciones:

1. Tome un tazón mediano, coloque el pollo en él y espolvoree el ajo en polvo, el condimento para todo uso y la ralladura de limón.
2. Rociar con zumo de lima, mezclar hasta que estén bien cubiertos y dejar marinar los muslos de pollo durante 30 minutos.
3. A continuación, coja una sartén mediana, póngala a fuego medio, añada aceite y, cuando esté caliente, coloque los muslos de pollo marinados en ella y cocínelos de 5 a 7 minutos por cada lado hasta que estén bien cocidos.
4. Sirve.

Nutrición: 260 calorías; 15,6 g de grasas; 26,8 g de proteínas; 1,3 g de carbohidratos netos; 0,6 g de fibra;

Huevos endiablados con bacon y rancho

Tiempo de preparación: 5 minutos

Tiempo de cocción: 0

Raciones: 2

Ingredientes:

- rebanada de tocino picado, cocido
- 2/3 cucharadita de aderezo ranchero
- 1/2 cucharada de mayonesa
- 1/3 de cucharadita de pasta de mostaza
- huevos cocidos
- Sazonar:
- ¼ cucharadita de pimentón

Direcciones:

1. Pelar los huevos cocidos, cortarlos por la mitad a lo largo y pasar las yemas a un bol mediano con una cuchara.
2. Triturar la yema de huevo, añadir el resto de ingredientes, excepto el bacon y el pimentón, y remover hasta que estén bien combinados.
3. Colocar la mezcla de yemas en las claras, espolvorear con bacon y pimentón y servir.

Nutrición: 260 calorías; 24 g de grasas; 8,9 g de proteínas; 0,6 g de carbohidratos netos; 0,1 g de fibra;

Huevos endiablados con setas

Tiempo de preparación: 5 minutos

Tiempo de cocción: 0

Raciones: 2

Ingredientes:

- cucharada de champiñones picados
- cucharadita de mayonesa
- ½ cucharadita de vinagre de sidra de manzana
- cucharadita de mantequilla sin sal
- huevos cocidos
- Sazonar:
- ¼ de cucharadita de sal
- 1/8 cucharadita de pimienta negra molida
- ¼ cucharadita de perejil seco

Direcciones:

1. Pelar los huevos cocidos, cortarlos por la mitad a lo largo y pasar las yemas a un bol mediano con una cuchara.
2. Triturar la yema de huevo, añadir el resto de los ingredientes y remover hasta que estén bien combinados.
3. Colocar la mezcla de yemas en las claras, espolvorear con pimienta negra y servir.

Nutrición: 130,5 calorías; 10,9 g de grasas; 7,1 g de proteínas; 0,6 g de carbohidratos netos; 0,1 g de fibra;

RECETAS DE MARISCO

Ostras especiales

Tiempo de preparación: 10 minutos

Tiempo de cocción: 0 minutos

Porciones: 4

Ingredientes:

- 12 ostras; descascarilladas
- Zumo de 1 limón
- 2 cucharadas de ketchup
- Pimiento serrano; picado.
- Zumo de 1 naranja
- Ralladura de 1 naranja
- 1/4 de taza de cilantro; picado.
- 1/4 de taza de cebolletas; picadas.
- Zumo de 1 lima
- Ralladura de 1 lima
- taza de zumo de tomate
- 1/2 cucharadita de jengibre rallado
- 1/4 de taza de aceite de oliva
- 1/4 de cucharadita de ajo picado
- Sal al gusto.

Direcciones:

1. En un bol, mezclar el zumo de limón, el zumo de naranja, la ralladura de naranja, el zumo y la ralladura de lima, el ketchup, el chile, el zumo de tomate, el jengibre, el ajo, el aceite, las cebolletas, el cilantro y la sal y remover bien.
2. Con una cuchara, se colocan las ostras y se sirven.

Nutrición: Calorías: 100 Grasas: 1 Fibra: 0 Carbohidratos: 2 Proteínas: 5

Ensalada de pulpo

Tiempo de preparación: 10 minutos

Tiempo de cocción: 40 minutos

Raciones: 2

Ingredientes:

- 21 onzas de pulpo; enjuagado
- Zumo de 1 limón
- 4 tallos de apio; picados.
- 4 cucharadas de perejil; picado.
- 3 onzas de aceite de oliva
- Sal y pimienta negra al gusto.

Direcciones:

1. Poner el pulpo en a olla, añadir agua hasta cubrirlo, tapar la olla, llevar a a ebullición a fuego medio; cocer durante 40 minutos, escurrir y dejar enfriar.
2. Picar el pulpo y ponerlo en una ensaladera.
3. Añadir los tallos de apio, el perejil, el aceite y el zumo de limón y mezclar bien.
4. Condimentar con sal y pimienta, mezclar de nuevo y servir

Nutrición: Calorías: 140 Grasas: 10 Fibra: 3 Carbohidratos: 6 Proteínas: 23

Almejas al estilo irlandés

Tiempo de preparación: 5 minutos

Tiempo de cocción: 15 minutos

Porciones: 4

Ingredientes:

- 2 libras de almejas; restregadas
- 3 onzas de panceta
- manzana verde pequeña; picada.
- ramitas de tomillo; picadas.
- cucharada de aceite de oliva
- cucharadas de ghee
- dientes de ajo; picados
- sidra infusionada en botella
- Zumo de 1/2 limón
- Sal y pimienta negra al gusto.

Direcciones:

1. Calentar a sartén con el aceite a fuego medio-alto; añadir la panceta, dorarla durante 3 minutos y reducir la temperatura a media.
2. Añadir el ghee, el ajo, la sal, la pimienta y la chalota; remover y cocinar durante 3 minutos
3. Aumentar el fuego de nuevo, añadir la sidra; remover bien y cocinar durante 1 minuto

4. Añade las almejas y el tomillo, tapa la olla y cocina a fuego lento durante 5 minutos
5. Deseche las almejas sin abrir, añada el zumo de limón y los trozos de manzana; remueva y reparta en cuencos. Servir caliente.

Nutrición: Calorías: 100 Grasas: 2 Fibra: 1 Carbohidratos: 1 Proteínas: 20

Pez espada a la parrilla

Tiempo de preparación: 10 minutos

Tiempo de cocción: 10 minutos

Porciones: 3

Ingredientes:

- 4 filetes de pez espada
- 3 dientes de ajo picados
- cucharada de perejil; picado.
- 1/4 de taza de zumo de limón
- limón; cortado en gajos
- 1/3 de taza de caldo de pollo
- 1/2 cucharadita de mejorana seca
- cucharadas de aceite de oliva
- 1/2 cucharadita de romero seco
- 1/2 cucharadita de salvia seca
- Sal y pimienta negra al gusto.

Direcciones:

1. En un tazón, mezcle el caldo de pollo con el ajo, el jugo de limón, el aceite de oliva, la sal, la pimienta, la salvia, la mejorana y el romero y bata bien.
2. Ponga los filetes de pez espada, remuévalos para cubrirlos y manténgalos en la nevera durante 3 horas

3. Coloque los filetes de pescado marinados en la parrilla precalentada a fuego medio-alto y cocínelos durante 5 minutos por cada lado
4. Colocar en los platos, cubrir con perejil y servir con trozos de limón al lado.

Nutrición: Calorías: 136 Grasas: 5 Fibra: 0 Carbohidratos: 1 Proteínas: 20

Hamburguesas de salmón

Tiempo de preparación: 5 minutos

Tiempo de cocción: 15 minutos

Porciones: 4

Ingredientes:

- huevo
- 14 oz. de salmón en lata, escurrido
- 4 cucharadas de harina de almendra intermitente
- 4 cucharadas de harina de maíz
- 4 cucharadas de cebolla picada
- ½ cucharadita de ajo en polvo
- cucharada de mayonesa
- Sal y pimienta al gusto

Direcciones:

1. Desmenuzar el salmón con un tenedor.
2. Ponga los copos en un bol y combínelos con el ajo en polvo, la mayonesa, la harina de almendra intermitente, la harina de maíz, el huevo, la cebolla, la pimienta y la sal.
3. Utilice las manos para formar porciones iguales de la mezcla en pequeñas hamburguesas y coloque cada una en la cesta de la freidora.
4. Fría las hamburguesas de salmón a 350°F durante 15 minutos. Sírvelas calientes.

Nutrición: Calorías:

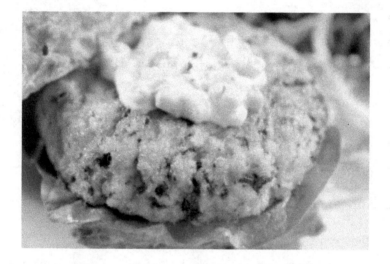

Tilapia con queso

Tiempo de preparación: 10 minutos

Tiempo de cocción: 10 minutos

Porciones: 4

Ingredientes:

- lb. de filetes de tilapia
- ¾ de taza de queso parmesano rallado
- cucharada de perejil picado
- cucharadita de pimentón
- cucharada de aceite de oliva
- Pimienta y sal al gusto

Direcciones:

1. Precaliente la Air Fryer a 400°F.
2. En un plato llano, mezcle el pimentón, el queso rallado, la pimienta, la sal y el perejil.
3. Puta llovizna de aceite de oliva en los filetes de tilapia. Cubra los filetes con la mezcla de pimentón y queso.
4. Coloque los filetes en una hoja de papel de aluminio y páselos a la cesta de la Air Fryer. Fría durante 10 minutos. Sirva caliente.

Nutrición: Calorías: 246 kcal Proteínas: 30,12 g Grasas: 12,22 g Hidratos de carbono: 4.35 g

Tilapia con costra de parmesano

Tiempo de preparación: 10 minutos

Tiempo de cocción: 5 minutos

Porciones: 4

Ingredientes:

- ¾ de taza de queso parmesano rallado
- 4 filetes de tilapia
- cucharada de aceite de oliva
- cucharada de perejil picado
- cucharadita de pimentón
- Una pizca de ajo en polvo

Direcciones:

1. Precaliente su Air Fryer a 350°F.
2. Cubra cada uno de los filetes de tilapia con una ligera pincelada de aceite de oliva.
3. Combinar todos los demás ingredientes en un bol.
4. Cubrir los filetes con la mezcla de parmesano.
5. Forrar la base de una fuente de horno con una hoja de papel pergamino y colocar los filetes en la fuente.
6. Pasar a la Air Fryer y cocinar durante 5 minutos. Servir caliente.

Nutrición: Calorías: 244 kcal Proteínas: 30,41 g Grasas: 12,24 g Hidratos de carbono: 3.29 g

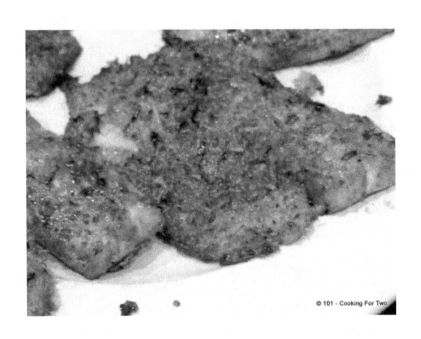

© 101 - Cooking For Two

Croquetas de salmón

Tiempo de preparación: 8 minutos

Tiempo de cocción: 7 minutos

Porciones: 4

Ingredientes:

- lata de salmón rojo, escurrido y triturado
- ⅓ taza de aceite de oliva
- huevos, batidos
- taza de pan rallado intermitente
- ½ manojo de perejil picado

Direcciones:

1. Precaliente la Air Fryer a 400°F.
2. En a tazón de mezcla, combine el salmón escurrido, los huevos y el perejil.
3. En un plato llano, mezcle el pan rallado y el aceite para combinarlos bien.
4. Moldear cantidades iguales de la mezcla en pequeñas bolas y cubrir cada una con pan rallado.
5. Ponga las croquetas en la cesta de la freidora y fríalas al aire durante 7 minutos.

Nutrición: Calorías: 442 kcal Proteínas: 30,48 g Grasas: 32,64 g Hidratos de carbono: 5.31 g

PESCADO CHUNKY

Tiempo de preparación: 10 minutos

Tiempo de cocción: 8 minutos

Porciones: 4

Ingredientes:

- 2 latas de pescado en conserva
- 2 tallos de apio, recortados y picados finamente
- huevo batido
- taza de pan rallado intermitente
- cucharadita de mostaza integral
- ½ cucharadita de sal marina
- ¼ de cucharadita de granos de pimienta negra recién molidos
- cucharadita de pimentón

Direcciones:

1. Combinar todos los ingredientes que aparecen. Moldear la mezcla en cuatro pasteles de igual tamaño. Dejar enfriar en la nevera durante 50 minutos.
2. Poner en una sartén de la Air Fryer. Rocíe todos los lados de cada pastel con spray de cocina.
3. Asar a 360°F durante 5 minutos. Dar la vuelta a los pasteles y reanudar la cocción durante 3 minutos más.
4. Servir con puré de patatas si se desea.

Nutrición: Calorías: 245 kcal Proteínas: 40,31 g Grasas: 5,67 g Hidratos de carbono: 5.64 g

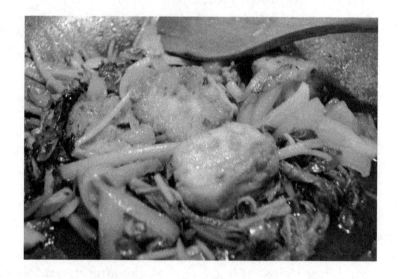

VERDURAS

Rebozuelos con queso cheddar

Tiempo de preparación: 2 minutos

Tiempo de cocción: 8 minutos

Porciones: 4

Ingredientes:

- cucharada de aceite de oliva
- dientes de ajo picados
- (1 pulgada) de raíz de jengibre, rallada
- 1/2 cucharadita de hierba de eneldo seca
- cucharadita de albahaca seca
- 1/2 cucharadita de tomillo seco
- 16 onzas de rebozuelos, limpios y cortados en rodajas
- 1/2 taza de agua
- 1/2 taza de puré de tomate
- cucharadas de vino blanco seco
- 1/3 de cucharadita de pimienta negra recién molida
- Sal Kosher, al gusto
- taza de queso Cheddar

Direcciones:

1. Pulse el botón "Sauté" para calentar la olla instantánea. A continuación, calienta el aceite de oliva; saltea el ajo y el jengibre rallado durante 1 minuto o hasta que estén aromáticos.
2. Añada el eneldo seco, la albahaca, el tomillo, los rebozuelos, el agua, el puré de tomate, el vino blanco seco, la pimienta negra y la sal.
3. Asegure la tapa. Elija el modo "Manual" y la presión baja; cocine durante 5 minutos. Una vez terminada la cocción, utilice una liberación rápida de la presión; retire la tapa con cuidado.
4. Cubra con queso rallado y sirva inmediatamente. Buen provecho!

Nutrición: 218 calorías; 15,1 g de grasas; 9,5 g de carbohidratos; 9,9 g de proteínas; 2,3 g de azúcares

Sopa de coliflor familiar

Tiempo de preparación: 2 minutos

Tiempo de cocción: 8 minutos

Porciones: 4

Ingredientes:

- 4 cucharadas de mantequilla ablandada
- 1/2 taza de puerros, cortados en rodajas finas
- 2 dientes de ajo picados
- 3/4 de libra de coliflor, cortada en ramilletes
- taza de agua
- tazas de caldo de pollo
- taza de leche entera
- Sal Kosher, al gusto
- 1/3 de cucharadita de pimienta negra molida

Direcciones:

1. Pulsa el botón "Sauté" para calentar tu Instant Pot. A continuación, derrite la mantequilla; saltea los puerros hasta que se ablanden.
2. A continuación, saltee el ajo hasta que esté fragante, unos 30 segundos. Añade el resto de los ingredientes y remueve suavemente para combinarlos.
3. Asegure la tapa. Elija el modo "Manual" y la presión baja; cocine durante 5 minutos. Una vez terminada la cocción,

utilice una liberación rápida de la presión; retire la tapa con cuidado.

4. Servir en tazones individuales y en caliente. Buen provecho!

Nutrición: 167 calorías; 13,7 g de grasas; 8,7 g de carbohidratos; 3,8 g de proteínas; 5,1 g de azúcares

Puré de coliflor y colinabo

Tiempo de preparación: 2 minutos

Tiempo de cocción: 15 minutos

Porciones: 4

Ingredientes:

- 1/2 libra de coliflor, cortada en ramilletes
- 1/2 libra de colinabo, pelado y cortado en dados
- taza de agua
- 3/4 de taza de crema agria
- diente de ajo picado
- Sal marina, al gusto
- 1/3 de cucharadita de pimienta negra molida
- 1/2 cucharadita de pimienta de cayena

Direcciones:

1. Añade 1 taza de agua y una cesta de cocción al vapor en el fondo de tu Instant Pot.
2. A continuación, coloque la coliflor y el colirrábano en la cesta de cocción al vapor.
3. Asegure la tapa. Elija el modo "Manual" y la presión baja; cocine durante 3 minutos. Una vez terminada la cocción, utilice una liberación rápida de la presión; retire la tapa con cuidado.

4. Ahora, haz un puré con la coliflor y el colinabo con un pasapurés. Añade el resto de ingredientes y remueve bien. Buen provecho!

Nutrición: 89 calorías; 4,7 g de grasas; 9,6 g de carbohidratos; 3,6 g de proteínas; 2,6 g de azúcares

Hinojo con mantequilla y ajo

Tiempo de preparación: 2 minutos

Tiempo de cocción: 6 minutos

Porciones: 6

Ingredientes:

- 1/2 barra de mantequilla
- 2 dientes de ajo, cortados en rodajas
- 1/2 cucharadita de sal marina
- ½ libra de bulbos de hinojo, cortados en trozos
- 1/4 de cucharadita de pimienta negra molida, o más al gusto
- 1/2 cucharadita de pimienta de cayena
- 1/4 de cucharadita de hierba de eneldo seca
- 1/3 de taza de vino blanco seco
- 2/3 de taza de caldo de pollo

Direcciones:

1. Pulsa el botón "Sauté" para calentar tu Instant Pot; ahora, derrite la mantequilla. Cocina el ajo durante 30 segundos, removiendo periódicamente.
2. Añade el resto de los ingredientes.
3. Asegure la tapa. Elija el modo "Manual" y la presión baja; cocine durante 3 minutos. Una vez terminada la cocción, utilice una liberación rápida de la presión; retire la tapa con cuidado. Buen provecho!

Nutrición: 111 calorías; 7,8 g de grasas; 8,7 g de carbohidratos; 2,1 g de proteínas; 4,7 g de azúcares

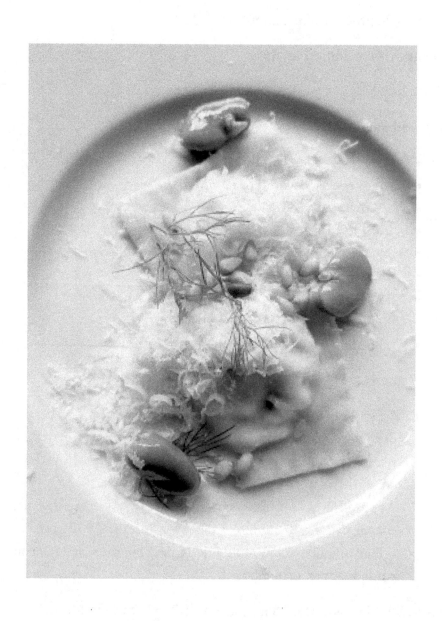

SOPAS Y GUISOS

Sopa de gazpacho fría casera

Tiempo de preparación: 15 minutos + tiempo de enfriamiento

Tiempo de cocción: 0 minutos

Porciones: 6

Ingredientes:

- 2 pimientos verdes pequeños, asados
- 2 pimientos rojos grandes, asados
- 2 aguacates medianos, sin pulpa
- 2 dientes de ajo
- 2 cebolletas picadas
- pepino picado
- taza de aceite de oliva
- cucharada de zumo de limón
- tomates picados
- 7 onzas de queso de cabra
- cebolla roja pequeña, picada
- cucharada de vinagre de sidra de manzana
- Sal al gusto

Dirección:

1. Coloque los pimientos, los tomates, los aguacates, la cebolla roja, el ajo, el zumo de limón, el aceite de oliva, el vinagre y la sal en un procesador de alimentos. Pulse hasta alcanzar la consistencia deseada. Pruebe y ajuste la sazón.
2. Pasar la mezcla a una olla. Incorporar el pepino y la cebolleta. Tapar y enfriar en la nevera al menos 2 horas. Repartir la sopa en 6 cuencos. Servir con queso de cabra y un chorrito extra de aceite de oliva.

Nutrición: Calorías: 528 Grasas,: 45.8g Carbohidratos netos: 6.5g Proteínas: 7.5g

Sopa de tomate a la crema de tomillo

Tiempo de preparación: 10 minutos

Tiempo de cocción: 15 minutos

Porciones: 6

Ingredientes:

- 2 cucharadas de ghee
- 2 cebollas rojas grandes, cortadas en dados
- ½ taza de anacardos crudos, picados
- 2 latas (28 onzas) de tomates
- cucharadita de hojas de tomillo fresco + extra para decorar
- ½ taza de agua
- Sal y pimienta negra al gusto
- taza de crema de leche

Direcciones:

1. Derretir el ghee en una olla a fuego medio y saltear las cebollas durante 4 minutos hasta que se ablanden.
2. Añada los tomates, el tomillo, el agua, los anacardos y sazone con sal y pimienta negra. Tapar y dejar cocer a fuego lento durante 10 minutos hasta que esté bien cocido.
3. Abra, apague el fuego y haga un puré con los ingredientes con una batidora de inmersión. Ajustar al

gusto y añadir la nata líquida. Sirva con una cuchara en tazones de sopa.

Nutrición: Calorías 310 Grasas 27g Carbohidratos netos 3g Proteínas 11g

Sopa cremosa de coliflor con chips de bacon

Tiempo de preparación: 10 minutos

Tiempo de cocción: 15 minutos

Porciones: 4

Ingredientes:

- 2 cucharadas de ghee
- cebolla picada
- cabeza de coliflor, cortada en ramilletes
- tazas de agua
- Sal y pimienta negra al gusto
- tazas de leche de almendras
- taza de queso cheddar blanco rallado
- tiras de tocino

Direcciones:

1. Derretir el ghee en una cacerola a fuego medio y saltear la cebolla durante 3 minutos hasta que esté fragante.
2. Incluir los ramilletes de caulí, rehogar durante 3 minutos para que se ablanden ligeramente, añadir el agua y

sazonar con sal y pimienta negra. Llevar a ebullición y luego reducir el fuego a bajo. Tapar y cocer durante 10 minutos. Hacer un puré de coliflor con una batidora de inmersión hasta que los ingredientes estén uniformemente combinados y añadir la leche de almendras y el queso hasta que el queso se derrita. Ajusta el sabor con sal y pimienta negra.

3. En una sartén antiadherente a fuego alto, freír el bacon, hasta que esté crujiente. Divida la sopa entre los tazones, cubra con el tocino crujiente y sirva caliente.

Nutrición: Calorías 402 Grasas 37g Carbohidratos netos 6g, Proteínas 8g

Sopa verde potente

Tiempo de preparación: 15 minutos

Tiempo de cocción: 15 minutos

Porciones: 6

Ingredientes:

- cabeza de brócoli, picada
- taza de espinacas
- cebolla picada
- dientes de ajo picados
- ½ taza de berros
- 5 tazas de caldo de verduras
- taza de leche de coco
- cucharada de ghee
- hoja de laurel
- Sal y pimienta negra, al gusto

Direcciones:

1. Derretir el ghee en una olla grande a fuego medio. Añadir la cebolla y el ajo, y cocinar durante 3 minutos. Añadir el brócoli y cocinar durante 5 minutos más. Verter el caldo y añadir la hoja de laurel. Cerrar la tapa, llevar a ebullición y reducir el fuego. Cocer a fuego lento durante unos 3 minutos.
2. Al final, añadir las espinacas y los berros, y cocinar durante 3 minutos más. Incorpore la crema de coco, la

sal y la pimienta negra. Deseche la hoja de laurel y mezcle la sopa con una batidora de mano.

Nutrición: Calorías: 392 Grasas,: 37.6g Carbohidratos netos: 5.8g Proteínas: 4.9g

SNACKS

Bombas de grasa con bacon y rancho

Tiempo de preparación: 15 minutos

Tiempo de cocción: 15 minutos

Porciones: 4

Ingredientes:

- 8 onzas de queso de untar, ablandado
- cucharada de mezcla seca de aderezo ranchero
- rebanadas de tocino

Direcciones:

1. Precaliente el horno a 375°F.
2. Cocer las tiras de bacon en una bandeja de horno durante 15 minutos. Dejar enfriar y desmenuzar.
3. En un bol, añada el queso crema y espolvoree la mezcla seca de aderezo ranchero. Incorpore el tocino. Mezcle bien.
4. Formar una bola con 1 cucharada de la mezcla. Repite la operación para formar 3 bombas más. Refrigerar durante 2 horas. Servir.

Nutrición: Carbohidratos totales - 9,5 g Carbohidratos netos - 2,7 g Grasas - 38,9 g Proteínas - 11,4 g Calorías - 419

Bolas de salmón y mascarpone

Tiempo de preparación: 7 minutos

Tiempo de cocción: 0

Porciones: 6

Ingredientes:

- 3 oz de salmón ahumado, picado
- 3 oz de mascarpone
- ½ cucharadita de sabor a arce
- ½ cucharadita de cebollino picado
- 3 cucharadas de corazones de cáñamo

Direcciones:

1. En un pequeño procesador de alimentos, combine el salmón, el mascarpone, el sabor a arce y el cebollino. Pulse unas cuantas veces hasta que se mezclen.
2. Formar la mezcla en 6 bolas.
3. Poner los corazones de cáñamo en un plato mediano y pasar las bolas individuales para cubrirlas uniformemente.
4. Servir inmediatamente o refrigerar hasta 3 días.

Nutrición: Carbohidratos totales - 1 g Carbohidratos netos - 0 g Grasa - 5 g Proteína - 3 g Calorías - 65

Bombas de grasa de bacon, alcachofa y cebolla

Tiempo de preparación: 15 minutos

Tiempo de cocción: 8 minutos

Porciones: 4

Ingredientes:

- 2 rebanadas de tocino
- 2 cucharadas de ghee
- ½ cebolla grande, pelada y cortada en dados
- diente de ajo picado
- ⅓ taza de corazones de alcachofa enlatados, en rodajas
- ¼ de taza de crema agria
- ¼ taza de mayonesa
- cucharada de zumo de limón
- ¼ de taza de queso suizo rallado
- Sal, pimienta al gusto
- 4 mitades de aguacate sin hueso

Direcciones:

1. En una sartén caliente, freír el bacon durante 5 minutos. Dejar enfriar y desmenuzar.
2. Cocinar la cebolla y el ajo con ghee durante 3 minutos.
3. Combine la cebolla y el ajo con el tocino y los demás ingredientes. Mezclar bien. Sazone con sal y pimienta.

Refrigere 30 minutos. Rellenar las mitades de aguacate con la mezcla y servir.

Nutrición: Carbohidratos totales - 10 g Carbohidratos netos - 4 g Grasa - 39,6 g Proteína - 6,6 g Calorías - 408

BATIDOS Y BEBIDAS

Batido intermitente de vainilla

Tiempo de preparación: 11 minutos

Tiempo de cocción: 0 minutos

Porciones: 1

Ingredientes:

- Lata de leche de coco de 13,5 onzas (400 ml)
- taza de crema de leche
- 1/4 de taza de edulcorante o al gusto
- cucharadita de extracto de vainilla
- tazas de cubitos de hielo

Direcciones:

1. Poner todos los ingredientes juntos en una batidora y batir hasta que se hagan puré.

Nutrición: 379 calorías 38g de grasa 4g de carbohidratos 3g de proteína

POSTRES

Helado de moca

Tiempo de preparación: 2 horas y 5 minutos

Tiempo de cocción: 0

Raciones: 2

Ingredientes:

- taza de leche de coco
- ¼ de taza de nata para montar
- cucharada de eritritol
- 15 gotas de stevia líquida
- cucharada de cacao en polvo sin azúcar
- cucharada de café instantáneo
- ¼ cucharadita de goma xantana

Direcciones:

1. Batir todo, excepto la goma xantana, en un bol con una batidora de mano.
2. Añadir lentamente la goma xantana y remover bien para conseguir una mezcla espesa.
3. Bata la mezcla en una máquina de helados siguiendo las instrucciones de la máquina.

4. Congélelo durante 2 horas y adórnelo con menta y café instantáneo.

5. Sirve.

Nutrición: Calorías 267 Grasas totales 44,5 g Grasas saturadas 17,4 g Colesterol 153 mg Sodio 217 mg Carbohidratos totales 8,4 g Azúcar 2,3 g Fibra 1,3 g Proteínas 3,1 g

Helado de fresa

Tiempo de preparación: 2 horas y 5 minutos

Tiempo de cocción: 0

Porciones: 6

Ingredientes:

- taza de nata líquida
- 1/3 de taza de eritritol
- yemas de huevo grandes
- ½ cucharadita de extracto de vainilla
- 1/8 cucharadita de goma xantana
- cucharada de vodka
- taza de fresas, en puré

Direcciones:

1. Añade la nata a una olla y ponla a fuego lento para calentarla.
2. Añadir 1/3 de taza de eritritol y mezclar bien para que se disuelva.
3. Batir las yemas de huevo y continuar batiendo hasta que estén esponjosas.
4. Incorporar el extracto de vainilla y mezclar bien hasta que quede suave.
5. Por último, añada 1/8 de cucharadita de goma xantana y el vodka.

6. Mezclar bien y transferir la mezcla a una máquina de helados y batir según las instrucciones de la máquina.
7. Congélalo durante 1 hora y luego añade las fresas en puré.
8. Volver a batir y congelar durante 1 hora más.
9. Sirve.

Nutrición: Calorías 259 Grasas totales 34 g Grasas saturadas 10,3 g Colesterol 112 mg Sodio 92 mg Carbohidratos totales 8,5 g Azúcar 2 g Fibra 1,3 g Proteínas 7,5 g

Helado de vainilla intermitente

Tiempo de preparación: 8 horas y 5 minutos

Tiempo de cocción: 0

Porciones: 8

Ingredientes:

- 2 latas de 15 onzas de leche de coco
- 2 tazas de crema de leche
- ¼ de taza de edulcorante Swerve
- cucharadita de extracto de vainilla puro
- Una pizca de sal kosher

Direcciones:

1. Refrigere la leche de coco durante 3 horas o toda la noche y retire la crema de la parte superior dejando el líquido en la lata. Colocar la crema en un bol.
2. Batir la crema de coco con una batidora de mano hasta que se formen picos.
3. Incorporar la vainilla, los edulcorantes y la nata montada y batir bien hasta que quede esponjoso.
4. Congele esta mezcla durante 5 horas.
5. Disfruta.

Nutrición: Calorías 255 Grasas totales 23,4 g Grasas saturadas 11,7 g Colesterol 135 mg Sodio 112 mg Carbohidratos totales 2,5 g Azúcar 12,5 g Fibra 1 g Proteínas 7,9 g

CPSIA information can be obtained
at www.ICGtesting.com
Printed in the USA
BVHW091942060521
606647BV00006B/972